PERTE DE GRAISSE VENTRE EXTRÊME

TEMPS DE BURN DOWN TOUTES CES GRAISSES DANS
VOTRE CORPS DANS UN ÉCLAIR DE TEMPS

Auteur de

Dr. Mike Drew

Copyright 2016

DESCRIPTION DU LIVRE

Est le gros ventre votre principal problème ? Vous devez maintenant vous inquiétez pas plus parce que ce livre vous fournira tous les recommandés techniques et orientations basées sur des pratiques éprouvées par des années de recherches sur la combustion des graisses ventre.

C'est un des problèmes plus courants, face à nos vies chaque jour. Une des vérités fondamentales sur notre corps est qu'il est extrêmement flexible dans sa façon naturelle et la meilleure façon de perdre la graisse du ventre rapide est au moyen du travail acharné d'une manière impeccable et motivés sur une base régulière.

Le point principal de cet ouvrage est de vous enseigner les principes d'ossature de la nutrition, des exercices physiques, bon sommeil, boire suffisamment d'eau, maintenir votre ventre et autres meilleures façons de vous aider à vous débarrasser de ces graisses dans votre corps. Aussi, les femmes plus âgées avec problème de graisse ventre ne sont pas laissées pour compte, toutes les astuces de meilleures et recommandées sont dans a coopéré dans ce livre plein de sagesse. EXCÈS de graisses dans notre corps peuvent entraîner des complications beaucoup de corps et finit par causer la mort. Ce livre vous en aidera efficacement utiliser des techniques simples qui vous mènera dans la bonne direction pour atteindre vos objectifs. Avec le temps et la pratique, ces techniques vous servira tout au long de sa vie de maintenir un poids santé et le niveau de forme physique.

Ce livre vous amène aussi à travers le genre de repas avec les bonnes et les mauvaises graisses. Bien que, les graisses sont principalement considérés comme insalubres, il y a ces graisses qui sont bons pour notre santé.

TABLE DES MATIÈRES

INTRODUCTION

Pour la plupart, en raison de notre mode de vie, la graisse du ventre ont un problème commun aux femmes et aux hommes. Cela a été un problème sur une longue période de temps et nous avons vraiment lutté à remédier à cette situation. Que ce soit pour regarder mieux, ou être en meilleure santé, que le fait est les hommes et les femmes parfois du mal à perdre du poids. C'est à son tour conduit à la frustration et finalement revenir à l'ancienne façon de faire les choses.

Dans ce livre, je vais essayer d'aborder certains des dilemmes plus courantes que vous pouvez avoir rencontré quand perdre la graisse du ventre et comment vous pouvez surmonter. Nous passerons en revue certains des régimes d'exercice là-bas plus populaires aujourd'hui et nous passerons en revue également certaines idées fausses amaigrissants plus courantes qui ont finalement conduit des hommes et des femmes à l'échec.

Si à tout moment, vous vous sentez mal à l'aise ou préoccupés par tous les conseils trouvés dans cet ouvrage ; s'il vous plaît vérifier avec votre médecin d'abord. Cet ouvrage seulement doit être considérée comme une très-guide simplifié de la perte de graisse et d'aptitude accrue dans le but d'améliorer votre santé globale à long terme du ventre.

Aussi, n'oubliez pas que le pouvoir de perdre la graisse du ventre est finalement en vous. Aussi longtemps que vous en tenir à un régime d'exercice et regarder ce que tu manges je peux vous garantir que vous réussirez dans votre voyage et comme des millions d'autres personnes, vous récolterez les excellents avantages d'amélioration de la santé et de remise en forme

L'intention de ce livre n'est pas juste de vous enseigner ce que de rester loin de lorsqu'il s'agit de vos objectifs de perte de graisse, mais aussi pour leur expliquer comment s'y prendre pour atteindre votre ventre objectifs du gros plan d'une manière sûre et durable efficacement et avec succès.

CHAPITRE 1

TAUX DE COMPRÉHENSION VENTRE ET MÉTABOLISME

CE QUI EST GROS VENTRE

La graisse du ventre est classée sous deux formes :

La graisse du ventre viscérale – ce type de graisse est située à l'intérieur de la cavité abdominale, ce qui signifie qu'il est beaucoup plus profond dans la peau et entre les organes internes.

La graisse du ventre sous-cutané – ce type de graisse se trouve entre la peau et les muscles abdominaux.

La graisse du ventre sous-cutané et viscéral donne votre ventre un aspect certainement sans attrait et le mauvais oeil. Puisque la graisse du ventre viscérale se trouve plus profonde entre les organes internes, il fortement mettre votre santé en danger. Ce type de graisse contribue également, trop de maladies qui peuvent entraîner la mort.

CONNAÎTRE VOTRE TAUX DE MÉTABOLISME

Connaître votre taux de métabolisme, est le facteur clé pour réduire votre graisse du ventre.

Le métabolisme est le processus, que le corps utilise pour convertir les aliments en énergie. Sans cette énergie, notre corps ne peut pas fonctionner de la bonne manière. L'énergie est sous forme de calories. Toutes les fonctions corporelles s'appuie sur le métabolisme dans une certaine mesure.

Le métabolisme comprend les changements physiques et chimiques qui se produisent dans les cellules du corps. Activités du corps se produit à travers le processus du métabolisme et cellules décomposent produits chimiques et d'éléments nutritifs pour produire de l'énergie. Métabolisme efficace nécessite des nutriments, de glucose et sang oxygéné. Les enzymes sont les molécules qui arriver le métabolisme, et nutriments sont les vitamines et les minéraux qui agissent comme des coenzymes indispensables. Carence en éléments nutritifs provoque l'échec de certaines fonctions métaboliques que surviennent les symptômes des maladies.

Différents facteurs qui influencent votre taux métabolique :

1) Age - après que l'âge de trente, le métabolisme a tendance à ralentir.

2) Entre les sexes – les femmes ont tendance à brûler les calories plus lents que les hommes.

3) Masse musculaire - le plus de muscle, plus vous avez votre taux métabolique.

4) Activité niveau - plus vous êtes actif plus votre taux métabolique.

5) Gènes - là peuvent être un aspect héréditaire ; certaines personnes ont tendance à avoir des taux métaboliques plus vite que d'autres.

Si vous mangez une alimentation équilibrée et saine et beaucoup d'exercice et gardez votre corps en pleine forme en cours d'exécution, votre métabolisme va brûler des calories rapidement. Un large éventail de sujets, aider à maximiser votre santé globale, nourrir votre corps et d'exercer, qui aide votre corps fonctionne à pleine puissance et stimuler votre métabolisme.

Lorsque vous commencez votre voyage à travers ce livre et les nombreux sujets importants qui vous mènera à une meilleure compréhension de comment effectivement perdre et éloigner la graisse du ventre excès, il y a quelques considérations métaboliques importantes qui doivent être comprises et acceptées afin que vous puissiez mieux appliquer l'information qui est couvert. Nous avons tous des caractéristiques différentes comme des individus dont nous avons hérité de nos parents. La couleur de notre œil, notre hauteur, le son de nos voix et de nombreuses autres caractéristiques font partie de la combinaison des traits que chacun de nous porte en nous que nous vivons nos vies. Sont inclus dans ce mélange des caractéristiques que nous avons tous hériter nos tendances à la prise de poids de matières grasses. Tout comme notre couleur des yeux, la hauteur ou la voix peut être très différents entre eux, donc trop peut être les métabolismes et les caractéristiques de corps gras qui nous héritent et portons en nous tout au long de la vie.

Comme vous aller de l'avant avec l'élaboration d'un plan pour prendre le contrôle de votre niveau de graisse de ventre, il est important que vous acceptez que nous ne sommes pas tous égaux en ce qui concerne nos métabolismes. Il est également important que vous compreniez ce qui vous rend unique en fonction de vos propres caractéristiques métaboliques. Quand il vient à perdre la graisse du ventre, il est important que vous comprenez ce qui constitue le taux de métabolisme unique que vous avez été traité afin d'élaborer un plan approprié pour la perte de graisse.

Vous avez reconnu probablement déjà si votre métabolisme est sur le côté rapide ou lente, et si vous avez lutté avec l'excès de poids vous avez sûrement remarqué que vous avez tendance à prendre du poids dans certaines régions plus que d'autres. En reconnaissant ces choses sur vous-même, vous probablement avez également reconnu que d'autres possèdent métaboliques tendances et caractéristiques de corps gras qui sont différentes de la vôtre. Pendant que vous êtes susceptibles d'avoir déjà fait ce genre d'idées générales au sujet de vos tendances à gagner en gras dans votre ventre, il y a quelques influences métaboliques spécifiques que vous devriez considérer plus attentivement afin de mieux comprendre les caractéristiques métaboliques que vous portez et le chemin d'accès unique que vous aurez à prendre pour prendre le contrôle de votre graisse corporelle.

Influences métaboliques tels que les gènes que vous avez hérité de vos parents, l'uniques métaboliques survenus alors que vous avez grandi dans ta mère et les choix de style de vie que vous ont fait jusque là dans votre vie mérite tous que certains jusqu'à à l'examen avant de commencer à élaborer les détails de votre plan de perte de graisse du ventre. Il est important que vous compreniez le rôle que ces facteurs peuvent jouer dans la détermination des tendances d'une personne à la gagne de graisse du corps afin que vous puissiez commencer à analyser comment elles s'appliquent à vous spécifiquement. Cela vous permettra de mieux comprendre votre situation distincte et comment mieux mettre sur pied un plan pour tenir compte de tous les défis métaboliques qui peuvent exister dans votre corps pendant que vous poursuivez vos objectifs de perte de graisse du ventre.

Ces avantages pour la personne moyenne peuvent signifier une posture nettement améliorée, qui à son tour renforcer la confiance et vous aider à vous sentir vous-même.

Travailler la région abdominale tout va resserrer la taille visuellement ce qui en fait paraître plus mince, même si ce n'est pas.

Avec une taille plus serrée, vous paraîtrez mieux dans les vêtements ; et aussi semblent très bon hors vêtements trop

Cet ouvrage met l'accent sur les techniques de graisse ventre rapide et astuces qui vous aideront à vous débarrasser de l'excès de graisses dans votre ventre. Ces jours de personnes ont moins de temps pour faire les choses qu'ils veulent ou doivent faire, et cela inclut garder la forme et en santé. Si vous êtes dédié et s'engage à réduire l'excès de graisse dans votre ventre, vous ferez toujours temps pour l'exercice.

Votre corps est une collaboration des systèmes qui fonctionnent ensemble. Tout comme pour une voiture ou d'une autre machine, l'efficacité de chaque système unique ou d'une partie dépend des autres. Par exemple, si vous avez un problème physique et médical, il peut affecter votre émotionnel Statut et vice versa. Afin de sentir le mieux possible toutes choses doivent travailler ensemble dans une approche douce.

Nos corps sont continuellement renouveler les tissus et cellules pour remplacer ceux morts, mourants ou faible. Il s'agit d'une partie du métabolisme appelé anabolisme. Ce terme se réfère à la création de nouveau. Une autre partie du métabolisme est le catabolisme. Ce terme fait référence à la décomposition de l'énergie afin de fournir le carburant dont le corps a besoin pour fonctionner.

Quand vous exercez énergie, tels que quand vous vous exercez, votre corps a besoin plus d'oxygène et bien sûr, plus d'énergie. Catabolisme sera automatiquement le coup et votre corps va commencer la conversion, ou décomposer les aliments (calories), en énergie utilisable. Parfois, selon le cas, votre corps peut commencer réellement décomposer la graisse pour servir de cette énergie.

En substance, le métabolisme se compose de deux complètement en face de fonctions. Un est le bâtiment d'ou création des cellules et l'autre est la rupture vers le bas ou la transformation des calories en énergie. Il s'agit de la relation entre le métabolisme et de la gestion des corps gras.

Votre corps utilise des calories dans la façon dont ils sont nécessaires au moment où qu'ils sont consommés. À tout temps votre corps a besoin de carburant juste pour continuer à aller. Selon votre niveau d'activité, vous pouvez exiger plus ou moins de calories pour fonctionner efficacement. Certaines personnes ont des taux métaboliques plus élevés que d'autres. Certains exercent régulièrement, qui construit des muscles, et les muscles travaillent des heures supplémentaires à brûler des calories pour eux.

Le fait est qu'en développant les muscles, vous brûlerez des calories pendant l'activité et votre taux de métabolisme va augmenter parce que vous avez les muscles qui ont besoin de nourriture. L'exercice aérobie est idéal pour cela. Votre corps va dépenser plus de calories sur le processus de brûler des calories ; les décomposer pour l'énergie nécessaire pour exercer et en créant des cellules pour les muscles, c'est certainement une excellente façon de gérer votre taux de métabolisme.

Par comprendre que le métabolisme de la façon dont fonctionne vous peuvent plus facilement trouver moyens de gérer et de manipuler. Ce contrôle se traduit par la gestion de gros corps plus facile. Perdre la graisse du ventre peut maintenant devenir une question de la gestion de votre taux de métabolisme ainsi que de bien manger. Cela rend la graisse du ventre perdre beaucoup plus facile et plus rapide.

CHAPITRE 2

DÉVELOPPER LA BONNE MENTALITÉ POUR LA PERTE DE GRAISSE

Toute bonne chose dans la vie nécessite beaucoup d'engagement et détermination, il en va de même pour le plan de perte de graisse du ventre. Vous devez être pleinement engagé à réussir dans vos objectifs de perte de graisse du ventre.

Il est important tout d'abord de connaître la bonne mentalité à suivre donc vous pouvez vous consacrer totalement à votre objectif de perte de graisse de ventre qui mèneront à votre succès.

Il faut beaucoup de détermination et de la mise au point d'exercer et suivre un régime alimentaire. Il peut se sentir comme une bataille continue à se concentrer et rester en forme.

Il est difficile de suivre tout régime de perte de graisse ventre, parce que chaque jour vous avez beaucoup de tentations tourbillonnant autour, ce qui pourrait vous conduire hors du trajet. Vous devez contrôler vous-même de fringales qui pourraient être difficiles d'ignorer, et vous devrez faire face à des changements importants à votre routine régulière alors vous pouvez briser les habitudes qui sont à l'origine vous permet de stocker plus de matières grasses.

En outre, vous devez également gérer le stress de la vie quotidienne, ainsi que les exigences de votre travail, famille et vos amis. Vous serez submergé, et vous n'avez pas un choix mais au jongler avec ces choses dans votre vie de tenir à votre plan de perte de graisse du ventre et de vivre une vie décente.

Il n'est pas facile de perdre de la graisse. C'est pourquoi la plupart des gens échouent ou renoncer à leur plan de perte de gros ventre. Il est facile de penser que vous êtes vous priver et qu'il se sent comme tout fonctionne contre vous. Par conséquent, il est préférable de trouver la bonne mentalité, une fois que vous commencez votre voyage de perte de graisse du ventre pour vous permettre de surmonter ces obstacles et rester sur la bonne voie pour la perte de graisse de ventre.

L'engagement est un état d'esprit dont vous avez besoin pour atteindre grâce à la détermination, la motivation, pensée positive et la volonté.

1) Identifier vos raisons - la première étape est d'identifier vos raisons pourquoi vous voulez perdre de la graisse du ventre. Cela vous aidera à trouver la motivation et la force motrice, que vous devrez rester engagé et de s'en tenir à vos plans jusqu'à ce que vous obteniez les résultats désirés. Pourquoi voulez-vous perdre la graisse du ventre ? Tu fais il pour la beauté ou pour la santé ? Quelles que soient les raisons, il est essentiel de les identifier précisément.

2) Paramètre votre cible - l'étape suivante consiste à définir des objectifs précis afin que vous pouvez définir vos cibles que vous pouvez commencer le travail. Il est idéal pour être précis que possible, afin que vous sachiez exactement ce que vous voulez atteindre. Au lieu de dire vous voulez perdre de la graisse, vous pouvez la définir plus tels que perdre 50 livres de graisse dans les trois mois. En mettant en place certains objectifs de perte de graisse, vous pouvez voir votre progression avec précision.

3) Réalise votre plan - un autre étape consiste à faire un plan sur comment vous pouvez les atteindre. Jetez un oeil sur votre situation actuelle et préciser les changements importants et les mesures que vous devez prendre pour atteindre votre objectif.

Armez-vous avec les meilleures stratégies pour s'en tenir à votre plan en le rendant réaliste et agréable. S'adapter à un régime de remise en forme pour vous-même qui peuvent vous aider à perdre du ventre gras et composé d'exercices que vous pouvez apprécier. Suivre un régime qui se compose d'aliments sains.

Il est également essentiel que vous préparer votre corps et votre esprit pour que les modifications que vous ferez l'expérience. Vous devez être conscient que s'en tenir à votre plan devra beaucoup de travail tant mentalement que physiquement. Vous pouvez augmenter votre chance de réussir avec votre plan de perte de graisse du ventre, si vous connaissez déjà le volume d'effort dont vous avez besoin d'exercer avant de réellement commencer le voyage. Avec cela, il y a faible tendance à renoncer malgré les tentations, parce que vous êtes prêt.

Pensée positive est également cruciale dans tout plan de perte de graisse du ventre. Il est souvent facile de perdre la concentration et l'abandonner quand vous pensez à des choses négatives. Une fois que vous commencez à douter de vous-même et votre plan de perte de graisse du ventre, vous sera facilement submergé par la tâche et donc vous pourriez juste abandonner au milieu du voyage.

Par le biais de la pensée positive, vous resterez motivé et déterminé. Vous améliorerez le bon état d'esprit que vous pouvez faire n'importe quoi une fois que vous mettez dans l'effort. Cela vous donnera aussi l'attitude positive pour atteindre vos objectifs de perte de graisse de votre ventre.

Enfin, vous devez réaliser que vous méritez un corps sain et sexy. C'est peut-être la plus importante étape dans la construction de la bonne mentalité, qui vous aidera à perdre la graisse du ventre. Vous devez vous rendre compte que vous méritez d'être heureux et en bonne santé. Trop de graisse dans le corps pourrait conduire à divers problèmes de santé et pourrait même conduire à faible estime de soi. Avec la bonne mentalité, vous vous rendrez compte que vous êtes capable d'atteindre le corps que vous souhaitez et de vivre la vie dont vous rêvez.

Gardez à l'esprit que perdre de la graisse autour de votre ventre est une tâche difficile. Il n'est vérité dans l'adage, aucune douleur aucun gain. Construction du corps que vous voulez n'arrivera pas du jour au lendemain. Mais une fois que vous développez la bonne mentalité pour la perte de graisse ventre et vous préparez mentalement à la tâche qui nous attend, alors vous êtes deux étapes avant le jeu.

CHAPITRE 3

EAU

L'eau agit comme un facteur majeur de rôle clé dans notre santé. Le corps humain a une moyenne de 68 % d'eau et selon la partie du corps ou les tissus, l'eau contenu varie de 5 % à 93 %. Dans le milieu aqueux le corps version excès et aussi les produits non recyclables et le sang ainsi que le système lymphatique transporte l'excrétion par le tractus rénales, intestinales, peau et poumons.

Minéraux n'est pas facilement obtenu provenant de l'alimentation normale que les gens consomment afin qu'ils choisissent de prendre de l'eau minérale. Une offre insuffisante de l'eau dans le corps pourrait créer la destruction rénale que c'est parce que le rein est responsable de l'excrétion des toxines du corps. Lorsque le corps manque d'eau il provoque des dommages graves à l'organisme et les toxines s'accumulent dans le conjonctif musculaire. L'eau se compose d'une combinaison de deux ions H ion et ion de OH qui sont presque égaux dans le corps. Quand l'eau dans le corps est en excès de la H + les ions (acide) ou les OH-ions (alcaline) et prévenir l'acidité dans le corps

Néanmoins, l'eau est l'essentiel dans la perte de graisse ventre par lequel cas de réactions de métabolisme il sida l'excrétion des produits toxiques du corps parce que le processus d'excrétion se déroule uniquement avec un outil de transport qui est de l'eau et de détergent synthétique. À l'exact même concept s'applique également pour le nettoyage de tous les navires dans le corps. Vous ne devez consommer l'eau pure pas d'eau minérale ou de jus ou de café pour une meilleure réaction du métabolisme et du corps de santé. Veiller à ce que l'eau que vous prenez n'est pas contaminée par les polluants, parce que beaucoup de gens vont pour le goût de l'eau plutôt que sa pureté. L'eau équivaut à votre vie alors vue comme un médicament ou de cette boisson que vous êtes tenu de prendre chaque jour en consommant au moins 4-5 verres d'alcool pur de l'eau tous les jours

Pour l'élimination des toxines et excréteur nos corps ont besoin d'eau car il est les plus grands solvants organiques. De gens demandent, devrions nous consommer chaud ou froid ? L'eau chaude est plus sain et plus efficace. Il a une bien plus grande résistance de nettoyage contrairement à l'eau froide. Le corps dépensent beaucoup d'énergie afin de ramener le corps à sa température normale. L'eau chaude est dans l'Ayurveda comme détoxifiant ainsi que d'un activateur du métabolisme. L'eau froide peut être excrété après 6 hrs. Alors que l'eau tiède est incorporé après seulement 1 1/2 heures.

En outre, cet autre point crucial sur comment l'eau aide lorsqu'il s'agit de la perte de graisse du ventre. Au cours de la consommation d'eau froide, plus de calories sont épuisés pour que l'eau froide réchauffée. Ce calories qui sont stockés comme un gras dans le corps sont brûlés donc réduire graisse excessive et non désirée dans votre corps.

L'eau est vitale. Donc faire une routine de consommer régulièrement l'eau gazéifiée. Après un certain temps, vous allez certainement découvrir aussi que l'eau est un médicament mieux. L'eau est exempt de calories, pas chers et facile d'accès et pour cette raison, vous devez toujours vous assurer que vous prenez au moins 4 à 5 verres par jour.

CHAPITRE 4

EXERCICES D'ENTRAÎNEMENT ÉPROUVÉES

Un plan complet de routine n'impliquerait pas seulement un exercice pour les abdominaux inférieurs. Votre alimentation aura toujours un impact sur la façon dont vous regardez et se sentez. Si vous travaillez, mais mangez des aliments malsains et oubliez les éléments nutritifs importants, que votre corps a besoin pour réduire la graisse du ventre, vous travaillez uniquement votre chemin vers l'échec. C'est pourquoi vous avez besoin pour vivre une diète faible en gras, en bonne santé.

Réduire les glucides malsains et les graisses de votre alimentation ; les éliminer si vous le pouvez. Consommer de grains entiers, les viandes maigres, les légumes et les fruits. Obsédé par le meilleur programme pour abdominaux inférieurs ne vous fera aucun bien si vous ne mangez pas souvent des repas sains.

C'est un fait que suite à une faible en gras, faible teneur en glucides régime alimentaire seul ne suffira pas. Vous devrez effectuer quelques séances d'entraînement pour vous stimuler votre métabolisme.

LES MEILLEURES SÉANCES D'ENTRAÎNEMENT POUR UN GROS VENTRE GRATUIT

En combinant les différents types d'exercices, vous pouvez cibler votre ventre plat et commencer à travailler vers le gros ventre, que vous avez toujours rêvé.

(1) Core tonifiant

Le coeur de votre corps est composé de groupes de muscles qui incluent le rectus adominus, un muscle volumineux allant de la cage thoracique au bassin ; et les muscles obliques, qui sont situés de chaque côté.

(2) Planche se déplace

Poses de planche mettent le corps dans une position différente de craquements et sont souvent plus difficile aussi bien. Il s'agit d'exercices tels que la planche de côté vous obliger à soutenir votre corps tout entier à l'aide de seulement deux points de contact avec le sol. Cet exercice est simple à réaliser et encore assez difficile pour les gens de tous les niveaux de forme physique. Voici les lignes directrices pour exécuter efficacement cette séance d'entraînement:

•Lancer en mentant sur un côté avec votre coude placé directement sous votre épaule

•Placez votre autre main sur votre cuisse et tirez vos abdominaux que vous soulevez votre hanche bas sur le plancher

•Tenir pendant au moins 30 secondes avant de descendre vers le bas

Lorsque vous avez terminé une série d'un côté, changer de camp et répéter. Si vous trouvez que vous ne peut pas tenir vous-même, vous pouvez modifier la position en plaçant votre main sur le sol devant vous au lieu de sur votre hanche. Comme vous devenez plus fort, vous serez en mesure de tenir la posture plus longtemps sans un soutien supplémentaire. Poses de planche sont recommandés car ils défient les muscles de l'abs. Avec cardio, ces mouvements contribuent à renforcer et affiner votre noyau, conduisant à un milieu plus svelte et un corps sain global.

(3) Cardio cible tonifiant

Objectif cardio, tonification seul ne suffit pas à révéler un gros ventre libre serré. Il est important d'incorporer certains cardio dans vos séances d'entraînement de jeter la graisse du ventre. Cardio améliore également l'endurance, ce qui signifie que vous serez en mesure d'obtenir par le biais de séances d'entraînement plus difficiles au fil du temps. Les intervalles de haute intensité et entraînement en endurance à un rythme plus lent, brûlent des calories et aident à réduire la graisse globale du corps. Pantins, les alpinistes et les genoux haute tout est possible à l'intérieur dans toutes sortes de conditions météorologiques. Pour cardio plus longue et moins intense, essayez de courir, nager ou faire du vélo. Bien qu'une grande variété d'exercices sont nécessaires pour renforcer et tonifier le cœur.

(4) la crise

Le Crunch est un exercice exceptionnel pour un gros ventre libre. Il n'est pas difficile à faire que le Sit-up régulier, et encore, il est tout aussi efficace en renforçant vos abdos. Les voies et moyens pour effectuer le Crunch sont de :

Le coude au genou Crunch

C'est un de des meilleurs exercices pour un ventre plat. Avant de vous apprenez à faire cet exercice, savoir que vous ne devez pas il effectuer si vous avez des problème de dos inférieur ou des problèmes de cou.

Les moyens d'exécuter cet exercice sont :

•Poser sur le dos et ensuite élever vos genoux vers votre poitrine.

•Placez vos mains derrière votre tête avec vos coudes étendu. Ensuite, soulevez votre tête et des épaules hors de la parole. Ne soulevez jamais par votre cou, mais ascenseur avec l'abs.

•Next étape consiste à étendre une jambe dehors comme vous tournez votre corps afin que votre coude arrive vers le genou opposé qui est plié.

•Comme vous tournez dans le sens opposé en tirant la jambe étendue vers vous tout en même temps étendre votre autre jambe que vous devez inhaler.

•Essayez de garder le bas de votre dos enfoncé dans le sol et garder vos abdos contractés pour que vous restez en équilibre.

Croque de bicyclette

Croque de bicyclette est plus efficaces qu'ils travaillent plus d'un groupe de muscles en même temps. Essayez cet exercice par :

•Premièrement, allongé sur le dos

•Placez vos mains derrière votre tête

•Apportez vos genoux à un angle de 90 degrés.

•Sans tirant sur votre cou, tordre le buste vers la gauche, ce qui porte votre coude droit à votre genou gauche.

•Au même temps étendre votre jambe droite au-dessus du sol. Retournez au centre et répétez de l'autre côté, passe à un rythme qui est confortable pour vous.

CHAPITRE 6

LE CONTRÔLE SUR VOTRE ALIMENTATION

ALIMENTS QUI SONT BONS POUR PERDRE LA GRAISSE DU VENTRE

Voici une liste de certains des meilleurs aliments pour aider à freiner la graisse du ventre et vous remettre sur les rails. N'oubliez pas, respecter le régime alimentaire et assurez vous de suivre votre routine d'exercice pour obtenir des résultats optimums.

Certains types d'aliments peuvent vous aider à perdre de la graisse, alors que d'autres aident séjour graisse dans votre corps, surtout autour de votre ventre. Suivant une diète composée d'aliments qui sont riches en protéines et en fibres peut vous aider à jeter plus de matières grasses et de maintenir un corps maigre.

NOURRITURE À EMPORTER

1) Réduire l'apport en calories

Les femmes peuvent augmenter leur activité physique quotidienne, réduire leur consommation de calories ou utilisent un mélange de ces méthodes pour éliminer les graisses. Plus souvent qu'autrement, plafonnant votre apport calorique quotidien à ne pas dépasser à 500 calories peut vous aider à éliminer une livre de graisse chaque semaine. Et lorsque vous augmentez votre dépense énergétique de 500 calories par jour, il peut vous aider à vous débarrasser d'environ deux livres de graisse corporelle par semaine.

2) L'Importance des fibres dans l'élimination des graisses

Fibres aident votre corps à se sentir plein même avec peu de calories, qui est bénéfique pour la perte de graisse. Il convient d'inclure dans votre alimentation avec des légumes non féculents, y compris le brocoli, poivrons frais, tomates, concombres, céleri, chou-fleur, champignons et autres légumes verts. Il est également recommandé d'inclure des fruits à faible teneur en calories tels que les fraises, les melons et les pommes. Mange aussi les légumineuses, les noix et les graines qui sont riches en protéines et en fibres. Choisissez des pains à grains entiers, céréales, quinoa et riz brun.

3) Farine d'avoine est très riche en fibres, vitamines et minéraux et des glucides complexes.

Vous pouvez manger brut, non sucré, flocons d'avoine le matin. Pour améliorer le goût, vous pouvez ajouter des fruits comme la banane, fraise ou kiwi. Vous pouvez également ajouter l'avoine pour les nectars de fruits pour l'énergie supplémentaire et de contrôler votre faim.

4) Augmenter l'apport en protéines

Choisissez des aliments qui sont riches en protéines, ce qui inclut les produits laitiers. Basé sur la recherche, diètes qui sont calorique restreint combiné avec régime riche en protéines et musculation conduisent à la perte de graisse plus comparée à un programme de régime pauvre en protéines. N'oubliez pas d'inclure les viandes riches en protéines tels que la volaille, les blancs de œufs et les fruits de mer.

Viande rouge comme le boeuf et l'agneau sont les meilleures sources de protéines. Mais choisir les coupes plus maigres et se débarrasser de la graisse visible. En dehors de la protéine, la viande rouge est aussi une bonne source de fer, acide folique, acides gras essentiels et vitamine B12. Être sûr de ne pas trop cuire viande rouge pour préserver la protéine.

Produits laitiers faibles en matières grasses sont également recommandés comme le fromage cottage, lait et yogourt grec. En dehors de protéines, elles sont très riches en calcium qui aide non seulement vous équipez forte et la santé des os, ils peuvent également vous aider à rester en forme.

Calcium signale le corps à absorber moins de matières grasses, régule la tension artérielle et aide l'organisme à prévenir l'apparition de l'ostéoporose.

ALIMENTS À ÉVITER ET DE STIMULER LA PERTE DE GRAISSE

Vous pouvez effectivement perdre du gras corporel en éliminant ou en restreignant l'apport de certains types d'aliments qui peuvent empêcher la perte de graisse. Évitez les aliments faits avec des céréales raffinées (riz blanc, pain blanc et les pâtes ordinaires) et produits de boulangerie. Ce sont vraiment délicieux, mais ils ne sont pas la peine. Ces beignets emballés, mini-muffins ou coupe-gâteaux au chocolat ne fera qu'augmenter votre apport en calories et en sucre, et ils ne sont pas aussi faciles à digérer.

Aussi éviter les chips salés, les aliments frits, viandes riches en matières grasses comme le porc et les boissons sucrées comme les sodas, jus de fruits en conserve, limonade et thé sucré. Remplacer ces boissons avec de l'eau ordinaire, glacé à l'eau. Vous pouvez ajouter le citron ou des herbes à l'eau pour rehausser son goût.

N'oubliez pas que c'est pour des conseils généraux sur la nutrition de la perte de graisse. Pour être sûr, vous devez consulter un diététicien, qui est crucial si vous avez les conditions de police sanitaire existants tels que le diabète, l'arthrite ou la maladie de coeur.

CHAPITRE 7

OBTENIR SUFFISAMMENT DE SOMMEIL

COMMENT EST-CE QUE SOMMEIL LIÉE À LA PERTE DE GRAISSE CORPORELLE

Avec plusieurs études réalisées partout dans le monde, il montre que les gens qui manquent de sommeil ont tendance ont des pourcentages plus élevés de graisse corporelle. Regardons les trois hormones qui sont touchés. Ces hormones sont :

1) L'hormone ghréline – cette hormone indique la faim ; il vous indique quand votre corps a besoin de manger. Moins de sommeil provoque une augmentation de taux de ghréline. Si vous n'obtenez pas assez de sommeil, vous avez plusieurs de ces hormones de la faim en vous disant que vous avez faim.

2) L'hormone leptine – cette hormone vous dire quand votre corps est plein et le manque de sommeil entraîne une baisse de leptine. Si vous n'avez pas assez de leptine votre corps ne reconnaît pas que vous êtes plein et vous pouvez définir vous-même pour manger avec excès.

3) L'hormone cortisol - le manque de sommeil peut augmenter la production de l'hormone de stress cortisol. Cortisol est connu pour augmenter la graisse du ventre. Si votre sommeil est privé ; augmentation de cortisol et vous êtes à risque pour des niveaux plus élevés de la graisse du ventre si vous êtes de formation ou non.

Pourquoi sommeil peut affecter votre progression de la perte de graisse de corps globale. Si vous êtes entraînent intensivement, travailler dehors avec un groupe de formation personnelle, bien manger et boire suffisamment d'eau ; essayez de regarder à vos habitudes de sommeil. Avec le stress quotidien dans notre société, le sommeil devient souvent une réflexion après coup. Veillez à obtenir au moins 8 heures de sommeil par nuit et prendre un inventaire sur la façon dont il vous fait vous sentir, tant mentalement que physiquement.

Sommeil est effectivement menée avec beaucoup d'activités cérébrales. Neurones dans le cerveau fonctionnent comme des minuscules commutateurs, transformer votre corps en marche et en arrêt entre les États de veille et de sommeil. Quand les gens sont éveillés, une substance chimique appelé adénosine augmente lentement dans le cerveau.

Ce produit chimique vous oblige à être fatigué. Le corps ont besoin de périodes de sommeil donc il peut supprimer l'adénosine et fournir le cerveau avec une nouvelle énergie et vivacité d'esprit nécessaire pour passer à travers les heures de réveil.

Comme vous le répéter, vous passerez par cinq stades du sommeil. Dans les quatre premières étapes, vous commencez par un sommeil léger (stade 1) et évoluer vers le sommeil profond (stade 4). Il serait difficile pour vous réveiller, quand vous êtes dans le sommeil de l'étape 4. La cinquième étape d'un cycle de sommeil est le sommeil paradoxal ou sommeil paradoxal.

Il s'agit de la scène lorsque vous avez des rêves. Chaque cycle de sommeil dure entre une et deux heures pour terminer et vous déplacer à travers de sommeil plusieurs cycles tous les soirs.

TECHNIQUES ET STRATÉGIES POUR VOUS AIDER À BIEN DORMIR

Si le sommeil est échappant à vous, ou vous souffrez d'insomnie, il est important de prendre toutes les mesures pour améliorer le nombre d'heures vous dormez et la qualité du sommeil vous êtes atteinte. Les meilleures façons de vous faire de bien dormir la nuit sont faire de légers ajustements à votre routine de coucher et de vos activités tout au long de la journée.

(1) Environnement de chambre à coucher

Créer un espace sommeil-splendide dans votre chambre à coucher. Supprimer toute téléviseurs, consoles, ordinateurs ou autres appareils électroniques de cette salle et rendent un espace qui invite le reste. Garder la chambre cool, idéalement situé entre 60 et 67 degrés. Il ne devrait pas y avoir des bruits parasites. Bruit blanc ou bruit de fond comme un ventilateur ou un élément de l'eau peut être utile.

Contrôlez votre éclairage. Vous voulez obscurité totale lorsque vous essayez de dormir, alors accrocher quelques rideaux à n'importe quel où lumière peut entraîner une fuite dans les fenêtres ou les portes. Le résultat final devrait être une oasis de calme.

Vous devrez peut-être faire quelques ajustements à votre lit. Assurez-vous que votre matelas et oreillers sont confortables et propres. Si vous avez dormi dans le même lit pendant 10 ans ou plus, il serait temps d'investir dans un matelas neufs et plus solidaire. Il y a un certain nombre d'entre eux sur le marché conçu pour aider les consommateurs à mieux dormir.

(2) Rituels de coucher

Vous pouvez améliorer vos chances d'obtenir sommeil une bonne nuit d'en créant et s'en tenir à une routine régulière. Même si vous vous considérez comme impulsive et spontanée, votre corps apprécie une routine et répond. Mettre en place un calendrier de l'heure du coucher. Essayez d'aller au lit et se réveiller en même temps tous les soirs, même sur les fins de semaine ou quand vous n'avez pas à travailler ou à se lever tôt. Cela mettra votre horloge interne et vous aideront dans un schéma de dormir à des heures régulières.

Former votre corps pour connaître l'heure du coucher. Prenez un bain chaud ou une douche, ou faire quelque chose de précis qui sépare vos activités basale à vos activités de coucher. Lire un livre pendant un petit moment, ou écouter de la musique relaxante. Établissement de ces rituels vous aidera transition dans le sommeil.

(3) Méditation et Yoga

Une partie de votre routine du coucher peut inclure yoga ou la méditation. Ces types de pratiques peuvent détendre votre esprit et l'emmener en synchronisation avec votre corps. Une pose d'yoga simple que vous pouvez pratiquer avant lit est appelée la relance de pied plat. Il faut simplement allonger sur le sol, le dos plat contre elle. Plier un genou et étendre l'autre jambe. Soulever lentement la jambe redressée vers le haut dans les airs jusqu'à ce qu'il forme un angle de 90 degrés avec votre corps. Abaissez lentement vers le bas à la terre. Cela 10 fois avec chaque jambe et obtenez votre esprit tranquille, vos muscles du dos et du cou commence à se détendre, et vous serez prêt à se pour endormir.

La méditation n'a pas à être compliqué. Une fois que vous êtes installés confortablement dans votre lit, pratiquer la respiration abdominale, vous l'aidez à détendre votre corps et votre esprit, vous préparer à mieux dormir. Placez vos mains sur votre ventre et respirez profondément par le nez. Pendant que vous expirez, vous concentrer sur ce souffle qui sort de votre bouche. Lorsque vous vous concentrez sur cela, vous prenez votre esprit hors pensées susceptibles de vous distraire de repos et de vous tenir éveillé. Il pourrait aider à imaginer un endroit paisible, alors que vous respirez. Visualiser un lac calme ou le sommet d'une montagne ombragé et placez-vous là dans votre esprit.

(4) Exercice

Une des meilleures façons de dormir mieux est de s'assurer que vous êtes physiquement épuisé à la fin de la journée. Faire de l'exercice et votre corps sera prêt pour dormir quand il est temps. Exercice vigoureux qui augmente votre activité cardiovasculaire est la meilleure façon de porter vous-même dehors, mais même la lumière exercice vous obtiendrez physiquement fatigué avant le moment du coucher. Faites tout ce que vous pouvez pour intégrer l'activité physique dans votre journée. Si vous avez des limites, faire quelque chose de simple comme une promenade de 30 minutes ou une baignade douce. Tout ce que vous pouvez faire pour vous donner un flash de l'activité physique pendant que vous êtes éveillé vous aidera plus tard dans la soirée.

(5) Aliments pour sommeil

Faites attention à votre alimentation. Ce que vous mangez peut avoir une incidence sur votre capacité à dormir confortablement. Il est important d'éviter les aliments lourds et gros repas avant le coucher. Il y a certains aliments qui contiennent des ingrédients qui vous aidera à dormir. Essayez ces :

•Almonds - ils regorgent de tryptophane et de magnésium, qui sont connues des agents de sommeil. Ils sont bons à se détendre vos fonctions musculaires et nerveuses et en aidant votre cœur ralentir.

•Honey. Si vous allez vous détendre en sirotant un thé de coucher, mélangez une cuillère à café de miel dedans. Il indique à votre cerveau à être moins alerte, qui vous aidera à fermer et tourner dans le sens.

•Dark chocolat. Il semble impossible, surtout que le chocolat au lait est un stimulant. Toutefois, le chocolat noir contient la sérotonine, qui apaise votre corps et votre esprit.

•Bananas. Le potassium dans ce fruit détendra vos muscles et vos nerfs. Les éléments nutritifs dans les bananes sont également transformés en sérotonine par votre corps, pour vous aider à rester calme et prêt à s'endormir.

Et. Vous pensiez sans doute que Pan de l'action de grâces était un produit de trop tarte, mais la Turquie a tryptophane, qui est ensuite transformé en sérotonine et de mélatonine par votre corps.

Avez-vous été formation et manger aussi vite que vous pensez que vous devriez grand mais quand même pas perdre du poids ? Peut-être vous avez besoin de regarder combien (ou peu) vous dormez.

Une connexion principale est que lorsque vous manquez de sommeil, vous ne vous donnez une récupération correcte de formation personnelle et d'autres séances d'entraînement et vous ne réparez pas les muscles assez bien. Une autre raison est que si vous êtes fatigué, vos séances d'entraînement personnelles ne sera pas aussi efficaces, donc ralentir votre perte de graisse.

CHAPITRE 8

ASTUCES DE LA PERTE DE GRAISSE DE VENTRE POUR LES FEMMES ÂGÉES

Femmes plus de 50 ans et surtout tendent à avoir de la graisse du ventre plus que les hommes. Il y a certaines raisons de cet accident, l'un d'entre eux étant des hormones. La recherche montre que, quand une femme s'approche de sa ménopause, sa graisse corporelle obtenez déposés autour de son ventre. C'est à cause de ses changements hormonaux à l'intérieur de son corps pendant la ménopause.

En outre, la perte de graisse ventre pour vieilles femmes peut être difficile en raison de leur métabolisme lent. Cela peut conduire des femmes sur un chemin de graisse ventre destructrice qui est artificielle. Au lieu de chercher le meilleur plan de perte de graisse de ventre pour les femmes 50 et plus ils choisissent chirurgie plastique ou une liposuccion. Ces options peuvent être temporaires ou affecter d'autres parties de votre corps. C'est pourquoi les femmes de 50 et plus doivent aller avec la perte de graisse ventre naturel.

Femmes avec plus de 50 ans devraient changer leur régime alimentaire et incorporer des exercices qui aideront à stimuler leur métabolisme pour brûler plus de calories. Ils peuvent utiliser des vidages du côlon pour aider leur corps à se débarrasser de l'excès de graisse dans leur corps. Votre régime alimentaire comme une femme âgée doit être réglementée, alors vous ne mangez plus. L'extrait de la baie d'acai peut également vous aider à perdre et la graisse s'éloigner avec peu d'exercice nécessaire.

La plupart des femmes s'abandonnent après les deux premières semaines de suivre les exercices recommandés et régime alimentaire restreint. Abandonner prend un péage sur votre corps comme votre esprit. Vous pourriez vous sentir très déçu et vous penserez que vous êtes un perdant et vous ne sont pas bons à atteindre vos objectifs. Tout comme avoir la bonne mentalité, effectuant recommandé des exercices, et suivant un régime alimentaire, en obtenant une motivation suffisante est également crucial pour vous aider à rester sur la bonne voie.

Peu importe si vous ne pouvez pas se permettre un abonnement au gym ou si vous n'aimez tout simplement pas travailler avec d'autres personnes. Vous pouvez déposer ces kilos que vous avez. Même si vous êtes juste à la recherche pour raffermir et tonifier afin que vos jeans vous correspondent juste encore une fois, vous pouvez le faire. La clé est d'avoir un entrainement brûle graisse ventre droite pour vous. Les séances d'entraînement brûlants bien gras pour les femmes sont des routines qui offrent un arsenal de différents exercices. Lorsque vous utilisez un programme d'entraînement de la combustion des graisses éprouvée vous pas seulement combattront graisse, mais le vieillissement et le relâchement aussi bien. Il n'est pas quelqu'un qui a un corps parfait, cela ne signifie pas ne peut pas avoir un grand corps et se sentir plus jeune aussi bien. Ici quelques étapes qui vous aidera à obtenir ce corps que vous avez toujours désiré

Obtenir une vérification

Tout d'abord, il est conseillé que vous consultez un médecin avant de commencer tout programme d'entraînement pour une autorisation médicale. N'oubliez pas aussi réchauffer et refroidir vos muscles avant et après chaque travail hors session.

Créer la bonne séance d'entraînement

Créer un entraînement approprié. Sit ups, craquements et jambe soulève à l'augmentation du nombre de calories que vous brûlez de réduire efficacement la graisse du ventre.

Un bon exercice de routine ne serait pas complet sans l'inclusion de la marche ou le jogging. C'est simple, sécuritaire et ne nécessite aucun équipement supplémentaire. Parc plus loin de l'entrée, prendre l'escalier plutôt que l'ascenseur et de trouver un ami ou d'un chien à marcher avec. Marcher 30 minutes 3 à 5 jours par semaine est une bonne règle de base qui auront une incidence effectivement que les matières grasses dans votre ventre. Dévouement au programme fournira de nombreuses récompenses. En quelques semaines qu'il y aura une notable différence dans la façon dont vous apparence. Ne pas faire suffisamment d'exercice est nuisible à votre santé et une des principales causes de l'obésité. Peu importe votre sexe ou l'âge, ces bons gras brûlant des séances d'entraînement pour femmes augmentera votre endurance ; améliorer votre grain de peau et l'élasticité et prendre des années hors de votre corps.

Diètes avec acai berry vont stimuler le métabolisme de la femme et un signe deux-points nettoie volonté aide son corps de se débarrasser des toxines qui vont lui faire conserve un bon gros ventre libre. Ces mesures contribueront également de lui avoir moins faim et obtenir son métabolisme réglementé. Colon nettoie également ont l'avantage supplémentaire de faire baisser sa tension artérielle et le cholestérol.

Pour obtenir des avantages de la perte de graisse ventre maximale, vous devez boire beaucoup d'eau et assurez-vous que vous obtenez la quantité appropriée de sommeil. Naturellement, perdre la graisse du ventre, comme une femme il faut consommer au moins trois à quatre litres d'eau chaque jour, si pas plus. Vous devriez aussi obtenir un minimum de huit heures de bon sommeil chaque nuit. Un autre options grand couple, une femme plus âgée peut bénéficier est la méditation et l'yoga.

Quand il vient à perdre la graisse du ventre pour les femmes de 50 ans de plus, vous devez être pleinement engagée puisqu'il n'est pas un chemin facile, mais avec la feuille de route droite, il peut être un simple lecteur.

CHAPITRE 9

MAINTENIR VOTRE VENTRE PLAT

Il y a aussi quelques changements de style de vie que vous devriez faire pour la perte de graisse ventre optimale

Dormez suffisamment

Le sommeil est un élément important de la perte de graisse. Selon une étude, mieux les habitudes de sommeil pourrait conduire à la perte de graisse avec succès. Vous priver de sommeil interfère avec la ghréline et leptine, qui sont des hormones qui vous aident dans la régulation de l'appétit.

Avec cela, le corps a tendance à s'adonner à la mauvaise alimentation. Il est recommandé d'obtenir environ sept à huit heures de sommeil continu pour les énergies plus élevées et les fringales minimales pour se nourrir.

Manger des petits repas

Nutritionnistes suggèrent que les femmes qui travaillent à leur plan de perte de graisse doivent manger cinq ou six petits repas au lieu de deux ou trois gros repas. La plupart des femmes, il est difficile de manger une portion plus petite de repas lorsqu'ils essaient de perdre de la graisse, mais il s'agit d'un concept important. Petites portions vont stimuler un nouveau cycle d'essorage à la suite de l'effet thermique des aliments qui pourraient résulter au meilleur métabolisme.

Mastiquer vos aliments au moins huit fois avant d'avaler

Le cerveau humain prend jusqu'à 20 minutes, à savoir que l'estomac est plein. Par conséquent, vous devez prendre assez de temps à mâcher et le goût de vos aliments. Avec cela, le cerveau peut contrôler ce que vous mangez. Attendez jusqu'à ce que vous avez avalé la nourriture complètement avant de prendre une autre bouchée. Arrêter l'habitude de regarder la télévision en mangeant, parce que le cerveau sera distrait et prendra plus de temps pour réaliser que vous êtes déjà pleins.

Apprenez à détoxifier

Fast-Foods et collations malsaines ont habituellement des toxines qui s'accumulent pour la collective graisse dans le corps. Choisir des aliments biologiques, parce qu'elles sont dépourvues de ces toxines.

Vous devez aussi apprendre comment se désintoxiquer de temps en temps pour vous assurer que votre estomac et des intestins auront un bon nettoyage

EXERCICES À FAIRE

Une fois que vous avez obtenu votre repas dans l'ordre, il est temps d'exercice de l'adresse. En intégrant les plans de repas bon exercice, vous aidez votre corps perdre du poids plus rapidement. Que vous avez utilisé pour porter le poids deviendra rapidement de vieilles nouvelles.

L'exercice est important. Faire de l'exercice vous tiendrons plus sain et plus adapté. Beaucoup d'hommes considèrent le pressage de banc et de soulever des poids comme leur façon d'exercer. Il existe des moyens que vous pouvez aller de perdre l'affaissement de la partie médiane.

FAIRE PREUVE DE SOUPLESSE DANS VOS SÉANCES D'ENTRAÎNEMENT

Être flexible et dévouée, est l'un des plus grands composants de pouvoir perdre la graisse du ventre.

Voici les séances d'entraînement idéal et flexible pour vous aider vous débarrasser complètement de la graisse du ventre et l'entretenir

1) Natation est une excellente façon de maintenir et de brûler les graisses, plus il est amusant. Sans nager pendant une heure et brûler des centaines de calories.

2) En outre, les activités impliquant vous-même dans les sports aident à brûler beaucoup de la graisse non désirée. Vous pourrez vous divertir et exercer en même temps.

3) Marche vous donne le pouvoir de perdre la graisse du ventre et de maintenir votre ventre de pénétrer l'excès de graisse. N'oubliez pas de balancer votre bras et garder vos muscles serrés et dissimulé tout au long de l'exercice en entier. Cela aidera à brûler la graisse.

4) Haltère côté coudes sont également très agréable de travailler sur la région du ventre. Prenez un haltère dans chaque main et

travailler en douceur d'un côté à l'autre. Se déplacer haut et bas des requêtes.

Vous devriez sentir votre corps brûlant et de travail. Il s'agit vous brûler la graisse.

5) Essayer une classe d'exercice pour la musculation et de cardio. En combinant ces deux vous pouvez demander au programme de l'exercice idéal tout en s'amusants et combustion des graisses.

6) Essayer de faire vos exercices en bref éclate au lieu de tous en une seule fois. Vous pouvez ensuite reposer votre corps et continuez.

7) planking est un excellent moyen de travailler plus que l'ABS vous-même Hold up dans une position de push-up avec vos coudes sur le sol. Cela peut renforcer non seulement les abdos mais aussi vos jambes et les bras.

8) Travailler plusieurs groupes musculaires. Si vous êtes juste en se concentrant sur vos abdos, vous n'allez pas à obtenir les meilleurs résultats. En travaillant plus que juste l'abs, vous pouvez avoir une apparence plus mince, plus tonique globale dans un court laps de temps.

Beaucoup de gens avant vous avez perdu les kilos en trop. Le programme d'exercice et régime alimentaire peut sembler dur, mais si vous êtes vraiment engagé et souhaitez perdre cette graisse supplémentaire dans votre ventre.

Autres trucs qui motiveront votre programme de perte de graisse du ventre

Ce livre va à l'ombre légère vous sur comment vous pouvez être en mesure de vous motiver et maintenir votre graisse du ventre pour être en excès ou laissez le bas.

(1) Surveiller vos progrès

Perdre la graisse du ventre n'est pas si facile que vous pouvez penser. Elle peut affecter votre volonté affective. Suivi de vos progrès vous aidera à garder une trace de votre plan. Vous pouvez créer un fichier de tableur simple pour enregistrer vos progrès quotidiens, ou pour plus d'accessibilité, vous pouvez les écrire sur un petit carnet. Une fois que vous sentez que vous devenez hors piste, juste consulter le dossier. Même lorsque vous n'avez pas perdu une seule livre dans les trois derniers jours, vous pourriez bien ont perdu environ 10 livres depuis le lancement du plan de perte de graisse du ventre.

(2) Look yourself in the mirror

Based on a research published in the International Journal of Eating Disorders, seeing your image in the mirror can improve your outlook and will help you stay motivated. It is also ideal to speak to your reflection with positive words.

(3) Find Friends in the Gym

Join a group exercise class and befriend your gym mates. Having friends in the gym could inspire you to attend even if you feel like you are not in the mood. The guilt factor can also work here. If everyone knows your name, they will ask you why you failed to attend the exercise class. With this, you can also surround yourself with the people who can help you and serve as your support network.

(4) Pay the Gym Membership for One Year

It is recommended to pay your membership at the gym for one year. Why? Who would fail to miss gym classes that you have already paid for? Your inner cheap-skate will tell you that you should not cancel the membership because it will be a waste of money.

CONCLUSION

CONCLUSION

J'espère que ce livre vous a inspiré sur la façon d'abattre ces excès de graisses dans votre corps. Après que vous vérifiiez vos conditions de santé tout d'abord avec le médecin, vous pouvez utiliser confortablement les stratégies décrites dans ce livre et vous obtiendrez certainement bon résultat à la fin. Merci encore d'avoir pris de votre temps de parcourir ce livre plein de connaissances.